DE

L'ORTHOPÉDIE

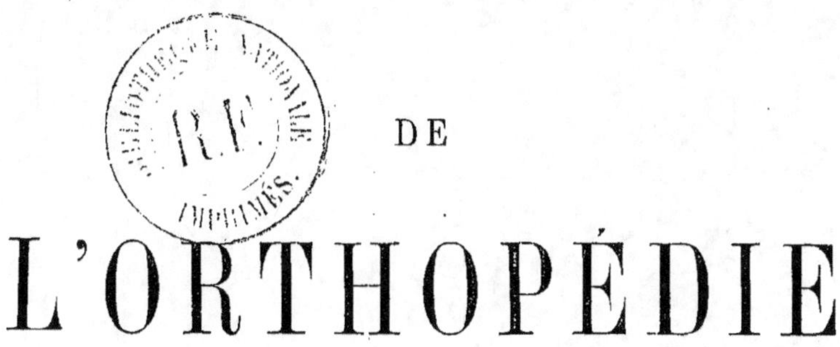

DE L'ORTHOPÉDIE

PAR

LE DOCTEUR J. C. T. PRAVAZ

LICENCIÉ ÈS-SCIENCES,
ANCIEN INTERNE DES HOPITAUX ET LAURÉAT DE L'ÉCOLE DE MÉDECINE DE LYON,
ANCIEN PRÉSIDENT DE LA SOCIÉTÉ DES SCIENCES MÉDICALES
DE LA MÊME VILLE.
MEMBRE CORRESPONDANT ET LAURÉAT DE LA SOCIÉTÉ MÉDICO-CHIRURGICALE D'AMSTERDAM,
MEMBRE CORRESPONDANT DE LA SOCIÉTÉ DE MÉDECINE DE PARIS,
DE LA SOCIÉTÉ PHYSICO-MÉDICALE DE MOSCOU, DE LA SOCIÉTÉ MÉDICALE DE GENÈVE,
DES SOCIÉTÉS NATIONALES DE MÉDECINE DE LYON ET DE MARSEILLE,
DE LA SOCIÉTÉ DE MÉDECINE ET DE CHIRURGIE PRATIQUES DE MONTPELLIER,
DES SOCIÉTÉS DE MÉDECINE
DU DÉPARTEMENT DU NORD, DE CHAMBÉRY, CLERMONT, GRENOBLE,
SAINT-ÉTIENNE ET NANCY,

DIRECTEUR DE L'INSTITUT ORTHOPÉDIQUE DE LYON

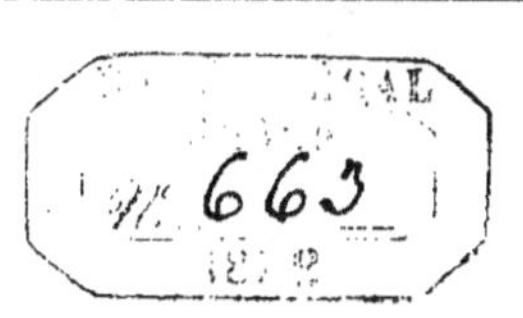

LYON
IMPRIMERIE ADMINISTRATIVE DE PITRAT AINÉ
RUE GENTIL, 4
—

DE

L'ORTHOPÉDIE

Le mot *orthopédie*, dont la création remonte au siècle dernier, ne réveille en général que des idées entièrement erronées.

Beaucoup de personnes étrangères à l'art de guérir n'y voient, en effet, qu'une médication spéciale, comme l'hydrothérapie, par exemple, tandis qu'en réalité ce mot désigne non pas un système particulier de traitement qui pourrait être remplacé par un autre, mais bien une branche très-étendue de la chirurgie. Quelle que soit, en effet, la médication employée pour combattre une déviation de la colonne vertébrale, par exemple, que cette difformité soit traitée par la gymnastique, par les moyens mécaniques, ou même, comme il n'arrive que trop souvent, par l'expectation pure et simple, on fait de l'orthopédie. Non-seulement les médecins qui se sont adonnés à cette pratique spéciale en font, mais encore tous les médecins en général, lorsque dans leur pratique journalière ils sont appelés à donner un conseil en un cas de difformité. Repousser l'orthopédie revient donc en réalité à refuser d'une manière générale les secours de l'art.

Une autre erreur consiste à ne considérer dans l'orthopédie que l'emploi des moyens mécaniques. Or, rien n'est plus éloigné de la vérité, car les forces mécaniques ne sont qu'un des moyens qu'emploie l'orthopédie.

Loin d'être bornée à l'application banale d'appareils, l'orthopédie, considérée au point de vue du traitement des difformités, invoque à son aide toutes les ressources de l'hygiène et de la médecine proprement dite, et, envisagée dans sa plus haute expression, se trouve intimement liée à l'éducation physique.

Bien plus, la restauration des formes extérieures n'est elle-même qu'une des faces de l'orthopédie, car, dans les cas mêmes où il n'est pas possible d'obtenir leur restauration complète par suite de la gravité de leur altération ou de l'âge avancé du sujet, l'art doit et peut encore intervenir efficacement, soit pour prévenir l'aggravation de la difformité, soit pour combattre les fâcheux effets qui pourraient en résulter pour la santé générale.

En résumé, l'orthopédie, comme nous l'avons dit plus haut, est une branche de la chirurgie dont le but est l'étude des difformités et leur traitement par l'emploi rationnel des moyens mécaniques, de la gymnastique et des agents de l'hygiène thérapeutique.

Si l'opinion du public est, en général, peu éclairée sur le but et l'objet de l'orthopédie, elle est encore, s'il est possible, beaucoup moins au courant des moyens qu'elle emploie et de leur véritable valeur.

Ces moyens sont de plusieurs ordres :

Les uns, comme les *toniques pharmaceutiques*, les *bains de mer*, les *eaux minérales*, par exemple, s'adressent à la constitution générale.

Les autres, comme les *appareils*, ont pour but de modifier directement la lésion locale.

D'autres, enfin, comme la *gymnastique*, tiennent des deux ordres précédents.

Nous allons les passer successivement en revue, exposer brièvement leur mode d'action et faire la part de leur application spéciale.

On attache généralement, et avec raison, une grande valeur aux moyens tirés les uns de l'hygiène, les autres de la pharmacie, tels qu'une alimentation substantielle, l'habitation à la campagne, les eaux minérales et les bains de mer pour les premiers, l'huile de foie de morue, les ferrugineux et le quinquina pour les seconds.

Sans doute, ces moyens sont d'une grande utilité, soit pour imprimer à la nutrition et au développement physique une activité plus grande, soit pour réveiller l'énergie du système musculaire, et leur emploi vient très-efficacement en aide aux moyens locaux, mais il ne faut pas leur attribuer une puissance qu'ils sont loin de posséder au point de vue des difformités en elles-mêmes considérées comme lésions de la forme.

Ce sont surtout des moyens *préventifs*, très-utiles encore associés aux autres moyens, une fois que la difformité est établie; mais croire qu'une nourriture tonique, de bonnes conditions d'habitation et surtout les bains de mer peuvent suffire à guérir une difformité de la taille, par exemple, serait se faire une illusion très-dangereuse, car, en se bornant à ces seuls moyens, on s'expose à perdre un temps précieux et souvent irréparable.

Il en est de même pour les toniques pharmaceutiques. L'huile de foie de morue, le quinquina, le fer sont d'ex-

cellents moyens de combattre le rachitisme, le lympha-
tisme, les pâles couleurs, causes si fréquentes des difformités, mais leur action ne s'étend pas plus loin et est
insuffisante contre la difformité elle-même.

Les appareils forment le second ordre des moyens que
met en usage l'orthopédie, et celui sur lequel l'opinion
du public étranger à la médecine est le moins fixée, car
tandis que les uns les repoussent absolument, les autres,
par un excès contraire, y voient en quelque sorte le
seul et unique moyen de traitement des difformités.

La vérité est, comme toujours, entre ces deux extrêmes.

Un certain nombre de personnes répugnent à l'emploi
des appareils, soit parce que le mot les effraie, soit parce
qu'elles ne distinguent pas l'abus de l'usage.

En premier lieu, la crainte que leur inspirent les
appareils orthopédiques en particulier devrait s'étendre
également à tous les appareils en général dont la chirurgie fait une si fréquente application.

Or, il n'est personne qui, soit pour contenir une fracture, soit pour réduire une luxation, repousse l'emploi
des bandages, des gouttières, des agents mécaniques,
tous moyens que l'orthopédie n'a fait qu'adapter à ses
indications particulières, et si, dans les débuts de l'orthopédie, quelques-uns de ses appareils offraient une com-

plication qui leur donnait parfois un aspect singulier, il ne faut pas oublier qu'en toutes choses on commence toujours par les moyens compliqués pour arriver graduellement aux plus simples.

Aujourd'hui que la science est bien fixée, l'orthopédie a renoncé à cet attirail de machines que l'on croyait indispensable il y a quelques années et est arrivée à réduire les appareils dont l'application est nécessaire à une extrême simplicité.

En second lieu, il est très-important de distinguer l'abus de l'usage. En effet, si rien n'est plus opposé à la saine orthopédie que l'application banale d'un appareil, et si, avant d'avoir recours aux moyens mécaniques, on doit d'abord examiner avec attention la cause et la marche de la difformité, car il peut arriver qu'au début les moyens les plus simples soient suffisants pour en arrêter le développement, d'un autre côté, lorsque malgré ces premières précautions, la difformité tend à augmenter et qu'il existe une modification permanente de la forme, il ne faut pas hésiter à recourir à l'emploi méthodique des appareils. Repousser, dans ce cas, cette dernière ressource serait s'exposer aux plus graves inconvénients et commettre la même faute que commettrait un chirurgien, qui, en présence d'une fracture, par exemple, après avoir placé son malade dans les meilleures conditions d'hygiène, comptant sur les seules ressources de la nature pour faire les frais de la guérison, négligerait de mettre le membre en appareil et laisserait ainsi la fracture se consolider dans une position vicieuse.

Ainsi que nous l'avons dit plus haut, certaines personnes, tombant dans l'excès contraire à celui que nous venons de combattre, s'imaginent que l'application pure et simple d'un appareil est le dernier mot de l'orthopédie et le seul mode de traitement des difformités. Or, rien n'est plus éloigné d'une saine pratique, car l'organisme n'est pas une matière inerte que l'on puisse en quelque sorte pétrir à volonté, et l'orthopédie ainsi comprise serait tout à fait irrationnelle. Il ne faut pas perdre de vue, en effet, que la cause efficiente de la difformité et l'état de santé du sujet doivent préoccuper avant tout le médecin appelé à instituer un traitement où les appareils ont à jouer un rôle spécial et bien déterminé, mais ne doivent pas exclure la gymnastique et les moyens tirés de l'hygiène et de la médecine proprement dite.

La gymnastique doit être envisagée à deux points de vue, si l'on veut se rendre un compte exact de sa valeur réelle : 1° sous le rapport de son influence sur l'organisme en général; 2° comme agent local et purement orthopédique.

Lorsque l'on considère la gymnastique au premier point de vue, on ne peut lui refuser une efficacité très-grande. Sous l'influence des exercices corporels, l'appétit, souvent languissant chez les sujets atteints de malformations, se réveille avec énergie, et une alimentation forte et abondante, d'autant mieux digérée que la respiration s'exerce d'une manière plus active et plus complète, devient nécessaire pour réparer les pertes de l'économie. Les matériaux vieillis de l'organisme devenus impropres à la nutrition sont donc, d'une part, éliminés avec plus de rapidité, et, de l'autre, plus promptement remplacés par des matériaux qui s'offrent à l'assimilation dans des conditions d'élaboration plus parfaite, et l'on obtient ainsi des transformations remarquables chez les sujets les plus débiles.

Mais la gymnastique, dont l'efficacité est indiscutable au point de vue de la santé générale, n'est pas, à beaucoup près, aussi puissante au point de vue de la restauration de la forme. Il faut, en effet, distinguer deux périodes bien tranchées dans le développement des difformités, quel qu'en soit le siége : la première, dans laquelle le système osseux n'offre pas encore de déformation, et où il n'y a

encore que flexion ; la seconde, où la déformation des
parties solides s'est produite d'une manière permanente,
et où la difformité ne disparaît plus par une inclinaison
en sens inverse de l'inclinaison vicieuse.

Dans la première de ces périodes, la gymnastique
peut offrir une grande utilité en mettant en jeu les muscles qui rétablissent la rectitude de la forme ; dans la
seconde, elle devient tout à fait insuffisante, car, d'une
part, les changements amenés par la difformité dans la
direction des leviers osseux auxquels s'insèrent les muscles font que l'action de ces muscles s'exerce dans des
conditions souvent très-défavorables ; et, de l'autre,
l'action musculaire, étant de sa nature essentiellement
intermittente, ne peut s'exercer chaque jour que pendant
un temps trop court pour modifier d'une manière permanente l'altération des surfaces osseuses. Le rôle de la
gymnastique se borne alors en grande partie à maintenir
l'intégrité de la santé générale et la vigueur des muscles,
mais elle ne peut à elle seule constituer la base du traitement.

Il résulte des considérations précédentes qu'il est très-
important de se convaincre qu'aucune médication ne doit
être employée en orthopédie d'une manière générale et

exclusive, car chacune a ses indications propres et parfaitement déterminées. Un traitement vraiment rationnel doit comprendre l'ensemble des moyens applicables à telle ou telle forme de difformité, à telle ou telle période, et c'est seulement en suivant cette voie scientifique que l'on peut arriver à des résultats sérieux.

Les idées erronées qui règnent sur l'orthopédie en elle-même ne sont pas moindres au point de vue de son utilité.

Un grand nombre de personnes ne voient, en effet, dans l'orthopédie qu'une *question de forme*, et ne sont que trop portées à ne lui accorder qu'une importance secondaire. C'est là une grave erreur et l'une des plus préjudiciables aux sujets atteints de difformités.

L'altération de la forme, la difformité, en un mot, est bien pour l'individu un fait d'une grande importance, au point de vue de son avenir social, mais c'est encore un fait beaucoup plus grave au point de vue de son avenir physique.

Si nous considérons, par exemple, les déviations de la colonne vertébrale, qui tiennent le premier rang par leur fréquence parmi les affections qui sont du domaine de l'orthopédie, nous voyons que les déformations de la poitrine, souvent si considérables, qui constituent les gibbosités, exercent sur les fonctions de la respiration, de la circulation et même de la digestion, une influence des plus fâcheuses et qui compromet très-gravement la santé générale.

Aussi, et le fait avait déjà été constaté dès les origines de la médecine, la vie est-elle généralement abrégée chez les sujets difformes. Le défaut de symétrie qu'offrent chez eux les deux moitiés latérales de la poitrine, produit une diminution souvent très-grande de sa capacité, d'où résultent la gêne considérable de la respiration, qui devient généralement beaucoup plus précipitée qu'à l'état normal, surtout sous l'influence du moindre exercice, et la gravité exceptionnelle que présentent les affections pulmonaires même les plus légères en apparence.

La difficulté de la respiration amène à son tour la gêne de la circulation, d'où les maladies du cœur et les congestions célébrales si fréquentes chez les individus gibbeux.

Si l'on joint encore aux accidents qui précèdent les troubles qui se produisent également dans les fonctions digestives par le déplacement et la constriction qu'éprouvent l'estomac et le foie, on voit qu'une déviation de la colonne vertébrale est une chose très-sérieuse et qui peut entraîner les plus graves conséquences.

Loin d'être nuisible à la santé générale, comme le croient encore quelques personnes peu éclairées, un traitement méthodique, bien dirigé et capable de rendre à la poitrine sa forme et sa capacité, est donc formellement indiqué et sa nécessité ne peut être contestée que par des esprits prévenus.

Ce que nous venons de dire des déviations de la taille peut s'appliquer en grande partie aux pieds-bots, aux torticolis et à toutes les difformités en général.

Si ces déviations du type normal de la forme n'entraînent pas des conséquences aussi graves pour la santé générale, elles entraînent du moins soit une impotence plus ou moins complète, soit d'aussi fâcheuses conséquences au point de vue de la vie sociale de l'individu, et l'indifférence en pareille matière peut amener les plus tristes résultats.

LYON. — IMP. PITRAT AÎNÉ, RUE GENTIL, 4.